CAUSE E SOLUZIONI PERMANENTI ALLA DISFUNZIONE ERETTILE

Conoscere le cause e le soluzioni di trattamento permanenti per la disfunzione erettile (DE) per favorire prestazioni sessuali soddisfacenti

Dottor Arthur Myles

SOMMARIO

***INTRODUZIONE ALLA DISFUNZIONE ERETTILE*6**

CAPITOLO 1 __________________________________ *8*

Capire la disfunzione erettile__________________**8**
Prevalenza e impatto sulla qualità della vita ___8
Miti e fatti sulla disfunzione erettile __________9
Importanza di cercare aiuto___________________10

*CAPITOLO 2*__________________________________*12*

Cause della disfunzione erettile ___________**12**
Cause fisiche della disfunzione erettile _______12
Cause psicologiche della disfunzione erettile _14
Cause della disfunzione erettile legate allo stile
di vita ____________________________________15
Identificare la causa principale ______________17

*CAPITOLO 3*__________________________________*18*

Diagnosi della disfunzione erettile _________**18**
Anamnesi e colloquio con il paziente__________18
Esame fisico ______________________________19
Esami di laboratorio e analisi del sangue _____20
Test diagnostici specializzati ________________20
Quando cercare aiuto ______________________22

*CAPITOLO 4*__________________________________*24*

Opzioni di trattamento per la disfunzione erettile ________________________________**24**
Modifiche dello stile di vita__________________24

Trattamenti medici____________________________25

Rimedi e integratori naturali___________________27

Terapia e consulenza _________________________28

Opzioni di trattamento avanzate _______________28

Combinazione di trattamenti ___________________29

CAPITOLO 5_________________________________**32**

Opzioni di trattamento avanzate _____________**32**

Trattamenti chirurgici_________________________32

Approcci alla medicina rigenerativa_____________34

Terapie combinate____________________________35

Tecnologie emergenti e trattamenti sperimentali

____36

Terapie psicologiche e comportamentali_________36

CAPITOLO 6_________________________________**40**

Prevenire la disfunzione erettile _____________**40**

Mantenere uno stile di vita sano _______________40

Evitare abitudini dannose _____________________41

Gestire lo stress e la salute mentale ____________42

Monitorare e gestire le condizioni di salute

croniche____________________________________43

Mantenere relazioni sane e salute sessuale ___44

Controlli sanitari regolari _____________________44

CAPITOLO 7_________________________________**46**

Vivere con la disfunzione erettile ____________**46**

Comprendere la tua condizione_________________46

Comunicazione aperta________________________47

Aderenza al trattamento ______________________47

Benessere emotivo _______________________48

Esplora l'intimità oltre la penetrazione_______48

Reti di supporto ________________________49

Concentrarsi sulla salute generale _________49

*CAPITOLO 8*_____________________________**52**

Domande frequenti sulla disfunzione erettile 52

*CAPITOLO 9*_____________________________**58**

Conclusione ___________________________**58**

Speranza e direzioni future per il trattamento _59

INTRODUZIONE ALLA DISFUNZIONE ERETTILE

La disfunzione erettile (DE) è l'incapacità di ottenere o mantenere un'erezione sufficientemente dura per un rapporto sessuale. È un problema comune che può colpire gli uomini a qualsiasi età, anche se è più diffuso negli uomini più anziani. La DE può avere una serie di cause, sia fisiche che psicologiche.

Le cause fisiche della DE possono includere:
Malattie cardiache e vasi sanguigni ostruiti
Ipertensione
Diabete
Obesità
Squilibri ormonali, come bassi livelli di testosterone
Alcuni farmaci
Fumo, consumo di alcol e abuso di sostanze
Disturbi del sonno

Le cause psicologiche possono includere:
Stress
Ansia
Depressione
Problemi relazionali

Opzioni di trattamento:
Cambiamenti nello stile di vita: migliorare la dieta, fare regolarmente attività fisica, smettere di fumare e ridurre il consumo di alcol.

Farmaci: comunemente vengono prescritti gli inibitori della fosfodiesterasi (come il Viagra o il Cialis).

Terapia: nei casi di origine psicologica, possono essere utili la terapia o la consulenza.

Rimedi naturali: alcune persone provano gli integratori a base di erbe, ma è importante consultare un medico prima di utilizzarli.

Intervento chirurgico: nei casi più gravi, l'intervento chirurgico potrebbe essere una soluzione.
Se tu o qualcuno che conosci soffre di DE, ti consigliamo di leggere attentamente questo materiale per sapere cosa dovresti fare e come consultare un medico per discutere delle possibili cause e delle opzioni di trattamento appropriate.

CAPITOLO 1

Capire la disfunzione erettile

La disfunzione erettile (DE) è l'incapacità di raggiungere o mantenere un'erezione sufficientemente solida per un rapporto sessuale. È uno dei problemi di salute sessuale più comuni che colpiscono gli uomini, soprattutto con l'avanzare dell'età. Sebbene sia più diffusa negli uomini anziani, la DE può colpire uomini di tutte le età e può essere causata da una serie di fattori, tra cui problemi fisici, psicologici e legati allo stile di vita.

La DE non è solo un problema occasionale di erezione; è un'incapacità costante di ottenere o mantenere un'erezione. La condizione può essere un segno di problemi di salute sottostanti che necessitano di cure e potrebbe anche essere un indicatore di difficoltà emotive o relazionali. Mentre la maggior parte degli uomini sperimenta difficoltà con le erezioni di tanto in tanto, i problemi in corso possono richiedere cure mediche.

Prevalenza e impatto sulla qualità della vita

La disfunzione erettile colpisce milioni di uomini in tutto il mondo e si stima che colpisca circa 30 milioni di uomini solo negli Stati Uniti. La prevalenza della DE tende ad aumentare con l'età, colpendo circa il 40% degli uomini entro i 40 anni e fino al 70% entro i

70 anni. Nonostante sia una condizione comune, la DE può avere un impatto significativo sull'autostima, sulle relazioni e sulla qualità della vita complessiva di un uomo.

Gli uomini con DE spesso provano sentimenti di imbarazzo, frustrazione e diminuzione della sicurezza, che possono portare a stress, ansia e depressione. La condizione può anche influenzare le relazioni intime, causando tensione tra i partner. Affrontare la DE è importante non solo per migliorare la salute sessuale, ma anche per aumentare il benessere emotivo e la soddisfazione della relazione.

Miti e fatti sulla disfunzione erettile
Ci sono molti miti che circondano la DE che possono portare a incomprensioni e stress non necessario. Ecco alcuni fraintendimenti comuni e i fatti che li sostengono:

Mito: la disfunzione erettile è solo una parte naturale dell'invecchiamento.

Fatto: Sebbene la DE sia più comune con l'età, non è una parte inevitabile del processo di invecchiamento. Molti uomini anziani mantengono una sana funzione sessuale e la DE è spesso un segno di un problema di salute sottostante che può essere trattato.

Mito: se non riesci ad avere un'erezione, significa che non sei attratto dal tuo partner.

Fatto: la DE non è legata solo all'attrazione fisica. Può essere causata da stress, stanchezza, problemi di salute o fattori emotivi che non hanno nulla a che fare con l'attrattiva del tuo partner.
Mito: la DE non colpisce gli uomini più giovani.

Fatto: Sebbene più comune negli uomini anziani, la DE può verificarsi a qualsiasi età. Fattori come stress, scelte di vita e condizioni mediche possono portare alla DE anche negli uomini più giovani.

Mito: l'unica cura per la DE è un farmaco come il Viagra.

Fatto: Sebbene i farmaci possano essere efficaci, sono disponibili molti altri trattamenti, tra cui cambiamenti nello stile di vita, rimedi naturali, terapia e opzioni chirurgiche. Il trattamento migliore dipende dalla causa sottostante della DE.

Importanza di cercare aiuto
Molti uomini esitano a parlare di DE con il proprio medico a causa dell'imbarazzo o della paura del giudizio. Tuttavia, discutere apertamente di questa condizione con un medico è il primo passo per trovare una soluzione efficace. La DE è spesso una condizione curabile e affrontarla può portare a una

migliore qualità della vita, a una migliore salute generale e a relazioni più forti.

Cercare aiuto può anche far emergere problemi medici sottostanti come diabete, malattie cardiache o squilibri ormonali che potrebbero richiedere un trattamento. La diagnosi precoce e la gestione di queste condizioni possono migliorare significativamente i risultati sanitari a lungo termine.

CAPITOLO 2
Cause della disfunzione erettile

La disfunzione erettile (DE) può essere innescata da vari fattori, che possono essere ampiamente classificati in cause fisiche, psicologiche e legate allo stile di vita. Comprendere la causa specifica è essenziale per determinare l'approccio terapeutico più efficace.

Cause fisiche della disfunzione erettile

I problemi fisici sono tra le cause più comuni di DE, specialmente negli uomini anziani. Queste cause solitamente influenzano il flusso sanguigno, la funzione nervosa o i livelli ormonali.

Problemi cardiovascolari

Aterosclerosi (arterie ostruite): la riduzione del flusso sanguigno dovuta al restringimento o all'ostruzione delle arterie è una delle principali cause della DE.

Pressione alta: può danneggiare i vasi sanguigni, riducendo l'afflusso di sangue al pene.

Malattie cardiache: una cattiva salute cardiovascolare è strettamente correlata alla DE, poiché influisce sulla capacità dell'organismo di pompare sangue a sufficienza al pene.

Diabete

Il diabete può causare danni ai vasi sanguigni e ai nervi, il che è fondamentale per mantenere un'erezione. Gli uomini con diabete hanno un rischio maggiore di sviluppare DE.

Squilibri ormonali

Bassi livelli di testosterone: questo ormone gioca un ruolo significativo nel desiderio sessuale e nella funzione erettile. Bassi livelli possono portare a una riduzione della libido e alla DE.

Problemi alla tiroide: sia l'ipertiroidismo che l'ipotiroidismo possono contribuire a problemi di erezione.

Livelli elevati di prolattina: livelli elevati di questo ormone possono sopprimere la produzione di testosterone, portando alla DE.

Disturbi neurologici

Le patologie che colpiscono il sistema nervoso, come il morbo di Parkinson, la sclerosi multipla, le lesioni del midollo spinale o l'ictus, possono interferire con i segnali tra il cervello e il pene.

Anche i danni ai nervi causati da interventi chirurgici, in particolare quelli che interessano la prostata, la vescica o il bacino, possono causare DE.

Farmaci

Alcuni farmaci usati per trattare l'ipertensione, la depressione, l'ansia e altre condizioni possono causare DE come effetto collaterale. I colpevoli più comuni includono betabloccanti, antidepressivi e farmaci antipsicotici.

Malattia di Peyronie

Questa condizione comporta lo sviluppo di tessuto cicatriziale fibroso all'interno del pene, che può causare erezioni dolorose e DE.

Obesità

Un eccesso di grasso corporeo può portare a cambiamenti ormonali, infiammazioni e riduzione del flusso sanguigno, tutti fattori che possono contribuire alla disfunzione erettile.

Cause psicologiche della disfunzione erettile

I fattori psicologici possono svolgere un ruolo significativo nelle prestazioni sessuali, specialmente negli uomini più giovani. Problemi emotivi e di salute mentale possono interferire con l'eccitazione sessuale e portare alla DE.

Stress e ansia

La pressione del lavoro, le preoccupazioni finanziarie e lo stress della vita quotidiana possono influire sulle prestazioni sessuali distraendo l'attenzione e riducendo il desiderio sessuale.

Ansia da prestazione: la paura di non riuscire a ottenere buoni risultati durante l'attività sessuale può di per sé scatenare la DE.

Depressione

La depressione può ridurre significativamente l'interesse per le attività sessuali e portare a difficoltà nel raggiungere o mantenere un'erezione. La DE può anche essere un effetto collaterale di alcuni farmaci antidepressivi.

Problemi di relazione

Problemi in una relazione, come mancanza di comunicazione, conflitti irrisolti o distacco emotivo, possono causare una mancanza di interesse sessuale o disfunzione erettile.

Cause della disfunzione erettile legate allo stile di vita

Anche uno stile di vita non sano può aumentare il rischio di DE, in quanto compromette la capacità dell'organismo di mantenere una buona salute e un flusso sanguigno adeguato.

Fumo

Fumare danneggia i vasi sanguigni e limita il flusso di sangue al pene. È una delle principali cause di DE negli uomini più giovani.

Consumo eccessivo di alcol

Bere molto può danneggiare il sistema nervoso centrale, influenzando sia il desiderio sessuale sia la capacità di raggiungere un'erezione.
L'uso cronico di alcol può anche causare danni a lungo termine al fegato e squilibri ormonali che contribuiscono alla DE.

Mancanza di esercizio

Uno stile di vita sedentario può portare a obesità, cattiva circolazione e malattie cardiache, tutti fattori collegati alla disfunzione erettile.

L'esercizio fisico regolare migliora il flusso sanguigno, aumenta i livelli di energia e riduce lo stress, tutti fattori che possono migliorare le prestazioni sessuali.

Dieta povera

Le diete ricche di grassi, zuccheri e cibi lavorati possono portare a obesità, colesterolo alto e altre condizioni che compromettono la circolazione sanguigna e la salute sessuale.

Una dieta equilibrata che includa frutta, verdura, cereali integrali e proteine magre supporta la salute cardiovascolare, fondamentale per la funzione erettile.

Uso di droga

Le droghe ricreative come la cocaina, la marijuana e gli oppioidi possono avere effetti negativi sulle prestazioni sessuali e aumentare il rischio di DE.

Combinazione di cause

In molti casi, la DE è causata da una combinazione di fattori fisici e psicologici. Ad esempio, un piccolo problema fisico che rallenta la risposta sessuale può causare ansia nel mantenere un'erezione. L'ansia risultante può peggiorare il problema, portando a un ciclo di DE continua.

Identificare la causa principale

Comprendere la causa principale della disfunzione erettile è fondamentale per un trattamento efficace. Un operatore sanitario eseguirà spesso una serie di test e porrà domande dettagliate sulla storia clinica, sullo stile di vita e sullo stato psicologico per determinare la causa specifica.

Una diagnosi corretta può portare a un approccio terapeutico mirato, che potrebbe includere cambiamenti nello stile di vita, farmaci, terapia o altri interventi per affrontare sia gli aspetti fisici che psicologici della DE.

CAPITOLO 3

Diagnosi della disfunzione erettile

La diagnosi di disfunzione erettile (DE) comporta una valutazione completa per determinarne le cause sottostanti. Questo processo in genere include una revisione della tua storia clinica, un esame fisico e test diagnostici specifici. L'obiettivo è identificare i fattori che contribuiscono alla DE e sviluppare un piano di trattamento personalizzato.

Anamnesi e colloquio con il paziente

Un'anamnesi medica completa è un primo passo cruciale nella diagnosi di DE. Durante questa fase, il medico ti farà delle domande per comprendere i tuoi sintomi, il tuo stile di vita e la tua salute generale. Le aree chiave coperte possono includere:

Anamnesi sessuale: domande sulla frequenza, qualità e durata delle erezioni; livello di desiderio sessuale; eventuali difficoltà riscontrate durante l'attività sessuale.

Condizioni mediche: informazioni su condizioni mediche esistenti, come diabete, ipertensione, malattie cardiache, disturbi ormonali o problemi neurologici.

Farmaci: verifica tutti i farmaci da prescrizione o da banco che stai assumendo, poiché alcuni farmaci possono avere effetti collaterali che contribuiscono alla DE.

Fattori legati allo stile di vita: domande sul fumo, sul consumo di alcol, sulle abitudini di esercizio fisico, sui livelli di stress e sull'uso di droghe ricreative.

Fattori psicologici: discussione sulla salute mentale, tra cui stress, ansia, depressione e problemi relazionali, che possono tutti svolgere un ruolo nella DE.

Esame fisico

Un esame fisico può fornire indizi preziosi sulla causa della DE. L'esame può concentrarsi sulle seguenti aree:

Genitali: esame dettagliato del pene e dei testicoli per verificare la presenza di segni di anomalie fisiche, come la malattia di La Peyronie (tessuto cicatriziale) o squilibri ormonali.

Polsi: il medico può controllare i polsi nelle gambe e nei piedi per valutare il flusso sanguigno, che può indicare problemi cardiovascolari che potrebbero causare DE.

Pressione sanguigna e salute del cuore: è importante valutare la salute cardiovascolare generale, poiché le malattie cardiache e la cattiva circolazione sanguigna sono tra i principali fattori che contribuiscono alla DE.

Esami di laboratorio e analisi del sangue

Gli esami di laboratorio vengono spesso condotti per identificare potenziali problemi di salute sottostanti che potrebbero causare o contribuire alla disfunzione erettile. Gli esami comuni includono:

Esami del sangue: per verificare la presenza di diabete, colesterolo alto, bassi livelli di testosterone, disturbi della tiroide e altri squilibri ormonali.

Profilo lipidico: per misurare i livelli di colesterolo e trigliceridi, che possono influenzare il flusso sanguigno al pene.

Esami della funzionalità renale ed epatica: per valutare la salute generale e identificare eventuali problemi che potrebbero influire sulla funzione sessuale.

Emocromo completo: per verificare la presenza di segni di anemia, che può causare affaticamento e riduzione del flusso sanguigno.

Test diagnostici specializzati

In alcuni casi, potrebbero essere necessari test specialistici per raccogliere maggiori informazioni sulla causa della DE:

Test della tumescenza notturna del pene (NPT).
Questo test valuta le erezioni che si verificano naturalmente durante il sonno. Gli uomini sani hanno in genere diverse erezioni durante il sonno, specialmente durante la fase REM (rapid eye movement). L'assenza di queste erezioni può suggerire una causa fisica della DE.
Il test viene solitamente eseguito utilizzando un dispositivo che misura e registra il numero e la forza delle erezioni notturne.

Ecografia Doppler
Questo test di imaging utilizza onde sonore per valutare il flusso sanguigno nelle arterie e nelle vene del pene. Può aiutare a identificare problemi di flusso sanguigno, danni vascolari o blocchi che potrebbero causare DE.
Il test può essere eseguito dopo la somministrazione di un farmaco che innesca l'erezione per verificare la corretta circolazione del sangue nel tessuto del pene.

Biotesiometria Peniena
Questo test misura la sensibilità alle vibrazioni nel pene, che può aiutare a rilevare danni ai nervi o neuropatia. È comunemente utilizzato nei pazienti con diabete o condizioni neurologiche che potrebbero influenzare la funzione sessuale.

Test di iniezione intracavernosa

In questo test, un farmaco viene iniettato direttamente nel pene per stimolare un'erezione. La risposta aiuta a determinare se c'è un flusso sanguigno adeguato al pene e può indicare se il problema è principalmente vascolare.

Valutazione psicologica

Se non si riscontra una chiara causa fisica o si sospettano fattori psicologici, potrebbe essere raccomandata una valutazione della salute mentale. Questa valutazione può comprendere:

Interviste e questionari: per identificare problemi legati ad ansia, depressione, stress o problemi relazionali.

Invio a uno specialista: in alcuni casi, potrebbe essere necessario rivolgersi a uno psicologo o a un sessuologo per affrontare i fattori emotivi o psicologici che potrebbero contribuire alla DE.

Quando cercare aiuto

Se riscontri difficoltà persistenti con le erezioni, è essenziale consultare un medico. Una diagnosi e un trattamento precoci possono prevenire complicazioni, migliorare la funzione sessuale e aiutare ad affrontare eventuali condizioni di salute sottostanti che potrebbero influire sul tuo benessere generale.

Il processo diagnostico per la disfunzione erettile è progettato per essere completo e personalizzato per ogni individuo. Identificando la causa principale della DE attraverso l'anamnesi, l'esame fisico, gli esami di laboratorio e le procedure specialistiche, gli operatori sanitari possono sviluppare un piano di trattamento efficace che affronti sia i fattori fisici che quelli psicologici. Una comunicazione aperta con il medico è fondamentale per ottenere i migliori risultati possibili.

CAPITOLO 4

Opzioni di trattamento per la disfunzione erettile

La disfunzione erettile (DE) può spesso essere trattata efficacemente, a seconda della causa sottostante. Le opzioni di trattamento spaziano da cambiamenti nello stile di vita e farmaci a procedure mediche avanzate e terapia psicologica. La comprensione dei diversi metodi di trattamento consente un approccio personalizzato che si adatta meglio alle esigenze di ogni individuo.

Modifiche dello stile di vita

Adottare uno stile di vita più sano è spesso il primo passo per curare la DE. Apportare questi cambiamenti può migliorare la salute generale e aumentare le prestazioni sessuali:

Dieta e nutrizione sane

Una dieta equilibrata ricca di frutta, verdura, cereali integrali e proteine magre può migliorare il flusso sanguigno, ridurre l'infiammazione e aumentare i livelli di energia.

Alimenti come verdure a foglia verde, noci, semi, pesce e cioccolato fondente possono aiutare a sostenere la salute del cuore e a migliorare la circolazione.

Esercizio fisico regolare e attività fisica

L'esercizio fisico, in particolare le attività cardiovascolari come camminare, correre, nuotare o andare in bicicletta, migliora la circolazione sanguigna, riduce lo stress e migliora la salute generale.

Gli esercizi di potenziamento muscolare possono anche aumentare i livelli di testosterone, che svolgono un ruolo significativo nelle prestazioni sessuali.

Smettere di fumare e ridurre l'alcol

Fumare provoca il restringimento dei vasi sanguigni, limitando il flusso di sangue al pene. Smettere di fumare può migliorare significativamente la funzione erettile.

È fondamentale limitare il consumo di alcol, poiché bere eccessivamente può danneggiare il sistema nervoso e influenzare la risposta sessuale.

Gestire lo stress

Praticare tecniche di riduzione dello stress, come yoga, meditazione, esercizi di respirazione profonda o dedicarsi ad alcuni hobby, può aiutare a ridurre l'ansia e migliorare i sintomi della DE.

Trattamenti medici

I farmaci sono un trattamento comune per la DE e possono essere altamente efficaci per molti uomini. I farmaci più comunemente prescritti per la DE sono gli inibitori della fosfodiesterasi di tipo 5 (PDE5):

Farmaci orali
Sildenafil (Viagra)
Tadalafil (Cialis)
Vardenafil (Levitra)
Avanafil (Stendra)

Questi farmaci agiscono aumentando il flusso sanguigno al pene, consentendo un'erezione in risposta alla stimolazione sessuale. Differiscono nella rapidità con cui agiscono e nella durata dei loro effetti.
Terapia ormonale

Se la causa della DE è un basso livello di testosterone, potrebbe essere raccomandata una terapia sostitutiva del testosterone (TRT) per aumentare i livelli ormonali.

La TRT può essere somministrata tramite iniezioni, cerotti, gel o compresse.

Iniezioni e supposte peniene
Alprostadil (Caverject, Edex): questo farmaco può essere iniettato direttamente nel pene per favorire il raggiungimento dell'erezione.

Supposte intrauretrali (Muse): una piccola pallina di alprostadil può essere inserita all'interno dell'uretra per migliorare il flusso sanguigno e indurre l'erezione.

Dispositivi di erezione a vuoto (VED)
Un dispositivo di erezione a vuoto crea un vuoto che
attira il sangue nel pene, portando a un'erezione. Un
anello di costrizione viene quindi posizionato alla
base del pene per mantenere l'erezione.

Rimedi e integratori naturali
Alcuni uomini preferiscono rimedi naturali o
integratori per curare la DE. Sebbene queste opzioni
possano essere efficaci per alcuni, è importante
consultare un medico prima di iniziare qualsiasi
nuovo integratore.

Integratori erboristici
Ginseng: noto come il "Viagra delle erbe", può
migliorare il flusso sanguigno e potenziare le
prestazioni sessuali.
L-arginina: un amminoacido che aumenta la
produzione di ossido nitrico, aiutando a rilassare i
vasi sanguigni e migliorare la circolazione.

Yohimbina: ricavata dalla corteccia di un albero
africano, è stata tradizionalmente utilizzata per
trattare la DE, ma può avere effetti collaterali, tra cui
aumento della frequenza cardiaca e ansia.
Agopuntura
Alcuni studi suggeriscono che l'agopuntura può
aiutare a migliorare la funzione erettile stimolando
punti specifici del corpo associati al flusso di energia
e alla circolazione.

Terapia e consulenza

Fattori psicologici come stress, ansia e depressione possono avere un impatto significativo sulle prestazioni sessuali. La terapia può essere una parte preziosa del piano di trattamento, soprattutto se c'è una componente psicologica nel DE.

Psicoterapia e terapia cognitivo comportamentale (CBT)

La terapia può aiutare ad affrontare problemi di salute mentale latenti, modelli di pensiero negativi e fattori scatenanti emotivi che possono contribuire alla DE.

La terapia cognitivo-comportamentale è particolarmente efficace nel trattamento dell'ansia da prestazione e dello stress correlati all'attività sessuale.

Terapia sessuale e consulenza relazionale

La terapia sessuale si concentra sul miglioramento della comunicazione sessuale e dell'intimità tra i partner.

La consulenza di coppia può aiutare le coppie ad affrontare eventuali conflitti, problemi di comunicazione o distacco emotivo che potrebbero influire sulla loro relazione sessuale.

Opzioni di trattamento avanzate

Quando altri trattamenti non sono efficaci, si possono prendere in considerazione procedure mediche avanzate. Queste opzioni sono solitamente raccomandate per i casi gravi di DE.

Trattamenti chirurgici

Impianti penieni: Esistono due tipi principali di impianti: aste semirigide e dispositivi gonfiabili. Questi dispositivi vengono inseriti chirurgicamente nel pene per aiutare a raggiungere e mantenere un'erezione.

Chirurgia vascolare: questa procedura mira a migliorare il flusso sanguigno al pene riparando o bypassando le arterie ostruite.

Approcci alla medicina rigenerativa

Terapia con cellule staminali: questo trattamento prevede l'iniezione di cellule staminali nel pene per rigenerare il tessuto danneggiato e migliorare la funzione erettile.

Iniezioni di plasma ricco di piastrine (PRP): la terapia PRP utilizza una concentrazione di piastrine del sangue del paziente per promuovere la riparazione e la rigenerazione dei tessuti, migliorando potenzialmente le prestazioni sessuali.

Combinazione di trattamenti

In molti casi, una combinazione di trattamenti può essere l'approccio più efficace per gestire la DE. Ad esempio, i cambiamenti nello stile di vita combinati con farmaci o terapia possono migliorare significativamente i risultati. Lavorare a stretto contatto con un operatore sanitario aiuterà a creare un piano di trattamento personalizzato che si concentra sia sugli aspetti fisici che psicologici della DE.

Quando consultare un medico

È importante consultare un medico se si verificano problemi persistenti di erezione. Una diagnosi e un trattamento precoci possono prevenire complicazioni, migliorare la qualità della vita e aiutare a identificare eventuali condizioni di salute sottostanti che potrebbero richiedere attenzione.

Il trattamento della disfunzione erettile richiede un approccio personalizzato che affronti sia la causa sottostante sia le esigenze individuali. Dai cambiamenti nello stile di vita e dai farmaci alle opzioni terapeutiche e chirurgiche, ci sono molti modi efficaci per gestire la DE. Una comunicazione aperta con un operatore sanitario può aiutare a determinare la strategia di trattamento più appropriata per risultati ottimali.

CAPITOLO 5
Opzioni di trattamento avanzate

Per gli uomini che soffrono di disfunzione erettile (DE) e che non rispondono ai trattamenti standard come cambiamenti nello stile di vita, farmaci orali o rimedi naturali, le opzioni di trattamento avanzate possono fornire soluzioni efficaci. Queste opzioni sono in genere prese in considerazione per i casi più gravi o quando le cause sottostanti della DE sono resistenti alle terapie convenzionali. Di seguito sono riportate alcune delle opzioni di trattamento avanzate disponibili per la DE:

Trattamenti chirurgici

Gli interventi chirurgici vengono generalmente presi in considerazione quando altri trattamenti hanno fallito o quando esiste una chiara causa anatomica della DE.

Impianti penieni (protesi)

Impianti gonfiabili: questi dispositivi sono costituiti da cilindri gonfiabili impiantati nel pene, una pompa posizionata nello scroto e un serbatoio di fluido. Consentono agli uomini di raggiungere un'erezione pompando manualmente il fluido nei cilindri.

Vantaggi: garantiscono un'erezione naturale sia nell'aspetto che nella sensazione e sono solitamente molto efficaci.
Considerazioni: la procedura è irreversibile e i rischi includono infezioni o guasti meccanici.

Semi-Rigid Rods: sono aste flessibili che possono essere piegate in posizione per l'attività sessuale. Sono sempre rigide ma possono essere posizionate per nasconderle quando non vengono utilizzate.

Vantaggi: Design semplice e molto affidabile.

Considerazioni: non consentono uno stato flaccido naturale e potrebbero non fornire lo stesso livello di soddisfazione per alcuni uomini.

Chirurgia vascolare
Rivascolarizzazione arteriosa: questa procedura migliora il flusso sanguigno al pene bypassando le arterie ostruite, solitamente eseguita su uomini più giovani con specifici danni vascolari.

Legatura venosa: consiste nel legare le vene che causano la fuoriuscita di sangue dal pene, aiutando a mantenere l'erezione.

Considerazioni: questi interventi sono meno comuni e sono solitamente riservati a candidati selezionati.

Approcci alla medicina rigenerativa
La medicina rigenerativa mira a riparare o sostituire i tessuti danneggiati, offrendo nuove speranze agli uomini affetti da DE.

Terapia con cellule staminali
Meccanismo: le cellule staminali vengono iniettate nel tessuto erettile per promuovere la riparazione e la rigenerazione dei vasi sanguigni e delle cellule nervose.

Benefici: Studi preliminari suggeriscono potenziali miglioramenti nella funzione erettile, soprattutto negli uomini affetti da diabete o danni ai nervi.

Stato attuale: ancora considerato sperimentale, necessita di ulteriori ricerche per convalidarne efficacia e sicurezza.

Terapia con plasma ricco di piastrine (PRP)
Meccanismo: questa terapia prevede il prelievo di sangue, la sua elaborazione per concentrare le piastrine e l'iniezione nel pene. Le piastrine contengono fattori di crescita che promuovono la guarigione e la rigenerazione.
Benefici: è stato dimostrato che il PRP migliora il flusso sanguigno e può potenziare la funzione erettile.
Considerazioni: nonostante i risultati promettenti, sono necessarie ulteriori ricerche per stabilirne l'efficacia e la sicurezza a lungo termine.

Terapia con onde d'urto a bassa intensità (LiSWT)

Meccanismo: la LiSWT utilizza onde sonore per stimolare il flusso sanguigno e favorire la crescita di nuovi vasi sanguigni nel pene.

Vantaggi: non invasivo e indolore, alcuni studi hanno dimostrato un miglioramento della funzione erettile negli uomini affetti da DE da lieve a moderata.

Limitazioni: il trattamento potrebbe richiedere più sedute e non tutti gli uomini risponderanno.

Terapie combinate

A volte combinare diversi trattamenti può dare risultati migliori rispetto a qualsiasi singolo approccio.

Farmaci con terapia: l'uso di inibitori della PDE5 insieme a consulenza psicologica o terapia sessuale può affrontare sia gli aspetti fisici che quelli emotivi della DE.

Intervento chirurgico con terapia ormonale: negli uomini con bassi livelli di testosterone, la combinazione di impianti penieni con terapia sostitutiva del testosterone (TRT) può ottimizzare la funzione sessuale.

Tecniche rigenerative con cambiamenti nello stile di vita: abbinare trattamenti rigenerativi come la terapia PRP o con cellule staminali a cambiamenti nello stile di vita sano può migliorare i risultati.

Tecnologie emergenti e trattamenti sperimentali

I ricercatori esplorano continuamente nuove tecnologie e metodi per il trattamento della DE.

Terapia genica

Meccanismo: questo approccio sperimentale mira a riparare o sostituire i geni difettosi che possono contribuire alla DE, offrendo potenzialmente una soluzione a lungo termine.

Stato attuale: sebbene promettente negli studi sugli animali, è ancora in fase sperimentale per l'uso sull'uomo.

Medicina bioelettrica

Meccanismo: utilizza segnali elettrici per stimolare i nervi e migliorare il flusso sanguigno nel pene.

Potenziali benefici: può rappresentare un'alternativa non invasiva ai trattamenti tradizionali per la DE.

Stato della ricerca: ancora nelle fasi iniziali, sono necessari ulteriori studi per valutarne l'efficacia.

Terapie psicologiche e comportamentali

Per molti uomini, affrontare i fattori psicologici può essere importante tanto quanto i trattamenti fisici.

Terapia cognitivo comportamentale (CBT)
Meccanismo: aiuta gli individui a identificare e modificare i modelli di pensiero e i comportamenti negativi che contribuiscono alla DE.

Benefici: può ridurre efficacemente l'ansia e migliorare le prestazioni sessuali.

Terapia sessuale
Meccanismo: si concentra sul miglioramento delle relazioni sessuali e dell'intimità, spesso coinvolgendo entrambi i partner.
Benefici: può aiutare a ridurre l'ansia da prestazione e a migliorare la comunicazione riguardo ai bisogni e ai desideri sessuali.

Quando prendere in considerazione i trattamenti avanzati
Le opzioni di trattamento avanzate per la DE vengono in genere prese in considerazione quando:

I trattamenti convenzionali, come cambiamenti nello stile di vita, farmaci orali e rimedi naturali, hanno fallito.
La causa sottostante alla DE è legata a gravi problemi anatomici, vascolari o psicologici.

Il paziente desidera una soluzione più permanente o presenta condizioni mediche specifiche che richiedono approcci specializzati.

Le opzioni di trattamento avanzate per la disfunzione erettile offrono alternative per gli uomini che non rispondono alle terapie standard. Dagli interventi chirurgici e dalla medicina rigenerativa alle terapie psicologiche, questi approcci offrono speranza e una migliore qualità della vita per molti individui. Consultare un operatore sanitario qualificato è essenziale per determinare il piano di trattamento più adatto in base alle esigenze personali e alle condizioni di salute. Con il giusto supporto e trattamento, gli uomini possono riacquistare sicurezza e godere di una vita sessuale appagante.

CAPITOLO 6
Prevenire la disfunzione erettile

Prevenire la disfunzione erettile (DE) implica l'adozione di un approccio proattivo per mantenere la salute generale e gestire i fattori di rischio che possono contribuire alla condizione. Mentre alcune cause della DE sono fuori controllo, come l'invecchiamento o le predisposizioni genetiche, ci sono diversi cambiamenti nello stile di vita e nelle abitudini che possono ridurre significativamente la probabilità di sviluppare la DE.

Mantenere uno stile di vita sano
Dieta sana

Segui una dieta equilibrata: una dieta ricca di frutta, verdura, cereali integrali, proteine magre e grassi sani può favorire la salute del cuore, migliorare il flusso sanguigno e ridurre il rischio di DE.

Alimenti su cui concentrarsi: includere alimenti che promuovono la salute cardiovascolare, come verdure a foglia verde, bacche, noci, semi, pesce e cioccolato fondente.

Limitare gli alimenti trasformati e gli zuccheri: evitare cibi ricchi di grassi, zuccheri e trasformati che possono portare a obesità, diabete e colesterolo alto, tutti fattori di rischio per la DE.

Esercizio fisico regolare

Attività aerobiche: praticare attività come camminare, fare jogging, nuotare o andare in bicicletta per migliorare la salute cardiovascolare e la circolazione sanguigna.

Allenamento di forza: includere esercizi di resistenza per sviluppare la massa muscolare e aumentare i livelli di testosterone, che svolgono un ruolo fondamentale per la salute sessuale.

Esercizi per il pavimento pelvico: noti anche come esercizi di Kegel, rafforzano i muscoli coinvolti nella funzione sessuale e possono aiutare a migliorare le prestazioni erettili.

Controllo del peso
Mantenere un peso sano riduce il rischio di diabete, ipertensione e altre patologie che possono causare DE.

L'obiettivo è raggiungere e mantenere un indice di massa corporea (BMI) entro i limiti normali per ridurre il rischio di complicazioni legate all'obesità.

Evitare abitudini dannose
Smettere di fumare
Fumare può danneggiare i vasi sanguigni, limitare l'afflusso di sangue al pene e aumentare il rischio di DE.

Smettere di fumare non solo migliora la funzione erettile, ma apporta benefici anche alla salute cardiovascolare in generale.
Limitare il consumo di alcol

Un consumo eccessivo di alcol può danneggiare il sistema nervoso e ridurre la capacità dell'organismo di rispondere alla stimolazione sessuale.
Bevi con moderazione, limitandoti a non più di un drink al giorno per le donne e a due drink al giorno per gli uomini.

Evitare le droghe illecite
L'uso di droghe ricreative può interferire con l'equilibrio chimico naturale dell'organismo e portare alla DE.
Droghe come la cocaina, l'eroina, la marijuana e altre possono compromettere il flusso sanguigno e i livelli ormonali, influenzando la funzione sessuale.

Gestire lo stress e la salute mentale
Tecniche di riduzione dello stress
Praticare tecniche di rilassamento come la respirazione profonda, lo yoga, la meditazione o la consapevolezza per ridurre lo stress e l'ansia, che sono comuni fattori che contribuiscono alla DE.
Trovare modi sani per gestire lo stress può migliorare il benessere generale e ridurre l'ansia legata alle prestazioni.

Affrontare i problemi di salute mentale

Rivolgiti a un professionista se manifesti sintomi di depressione, ansia o altri problemi di salute mentale che possono influire sulla salute sessuale.

La consulenza o la terapia possono aiutare ad affrontare i fattori psicologici, migliorare l'autostima e ridurre i modelli di pensiero negativi che possono contribuire alla DE.

Monitorare e gestire le condizioni di salute croniche

Controllo del diabete

Livelli elevati di zucchero nel sangue possono danneggiare i vasi sanguigni e i nervi essenziali per raggiungere l'erezione.

Gestire il diabete attraverso farmaci, dieta, esercizio fisico e controlli regolari può aiutare a prevenire o ritardare l'insorgenza della DE.

Gestire la salute cardiovascolare

La pressione alta e il colesterolo alto possono danneggiare i vasi sanguigni e limitare il flusso di sangue al pene.

Controlli cardiovascolari regolari, abbinati a cambiamenti appropriati nello stile di vita e all'assunzione di farmaci, possono aiutare a preservare la salute del cuore e a ridurre il rischio di DE.

Regolazione ormonale

Bassi livelli di testosterone possono contribuire a una diminuzione del desiderio sessuale e alla disfunzione erettile.

Controlli regolari con il tuo medico possono aiutare a monitorare i livelli ormonali e, se necessario, potrebbe essere consigliata una terapia ormonale sostitutiva (TOS).

Mantenere relazioni sane e salute sessuale
Comunicazione aperta

Mantieni una comunicazione aperta con il tuo partner sulla salute sessuale e sulle preoccupazioni. Questo aiuta a ridurre l'ansia da prestazione e a migliorare l'intimità.

Affrontare i problemi relazionali con l'aiuto di un consulente o di un terapeuta può ridurre lo stress e migliorare la soddisfazione sessuale.

Praticare sesso sicuro

Proteggiti dalle infezioni sessualmente trasmissibili (IST) che possono causare complicazioni che incidono sulla funzione sessuale.

Sottoporsi regolarmente a screening per le malattie sessualmente trasmissibili e adottare metodi di sesso sicuro, come l'uso del preservativo, può aiutare a preservare la salute sessuale.

Controlli sanitari regolari
Esami medici di routine

Visite regolari dal medico possono aiutare a individuare e gestire eventuali problemi di salute latenti prima che si trasformino in condizioni gravi. La diagnosi precoce e il trattamento di patologie come diabete, malattie cardiache e squilibri ormonali possono prevenire l'insorgenza della DE.

Affrontare gli effetti collaterali dei farmaci
Alcuni farmaci possono causare DE come effetto collaterale, tra cui alcuni antidepressivi, farmaci per la pressione alta e antistaminici.

Discuti di eventuali effetti collaterali con il tuo medico per adattare la terapia farmacologica o valutare trattamenti alternativi, se necessario.

La prevenzione della disfunzione erettile implica una combinazione di scelte di vita sane, esercizio fisico regolare, gestione dello stress e assistenza sanitaria proattiva. Mantenendo una dieta equilibrata, evitando abitudini dannose, gestendo condizioni di salute croniche e cercando un aiuto professionale per problemi di salute mentale e relazionali, puoi ridurre significativamente il rischio di sviluppare DE. Controlli regolari con il tuo medico sono fondamentali per la diagnosi precoce e la gestione di eventuali problemi di salute che potrebbero avere un impatto sulla funzione sessuale. Dare priorità a queste misure preventive può portare a una migliore salute sessuale, a un maggiore benessere generale e a una migliore qualità della vita.

CAPITOLO 7
Vivere con la disfunzione erettile

La disfunzione erettile (DE) può essere una condizione difficile da gestire, che colpisce non solo la salute fisica, ma anche il benessere emotivo e le relazioni. Capire come gestire efficacemente la DE e adottare una prospettiva positiva può migliorare significativamente la qualità della vita. Ecco alcune strategie e suggerimenti per vivere con la disfunzione erettile.

Comprendere la tua condizione
Istruisci te stesso

Scopri di più sulla DE, comprese le sue cause, i trattamenti e i potenziali risultati. La conoscenza può darti la forza di prendere decisioni informate sulla tua salute e sulle opzioni di trattamento.

Capire che la DE è un problema comune può aiutare a ridurre i sentimenti di isolamento e vergogna. Colpisce molti uomini di varie età e spesso può essere curata efficacemente.

Riconoscere i trigger

Identifica eventuali fattori scatenanti fisici o emotivi che contribuiscono al tuo DE. Tenere un diario delle tue esperienze può aiutarti a notare schemi correlati a stress, ansia o situazioni specifiche.

Comunicazione aperta
Parla con il tuo partner

Avere conversazioni aperte e oneste con il tuo partner sui tuoi sentimenti e sulle tue esperienze con la DE. Questo può rafforzare il vostro legame emotivo e ridurre l'ansia intorno all'intimità sessuale. Rassicura il tuo partner che la DE non riflette i tuoi sentimenti per lui o la tua attrazione. Condividere le preoccupazioni può aiutare a creare un ambiente di supporto.

Cerca una guida professionale

Consultate operatori sanitari specializzati in salute sessuale. Possono fornirvi consigli personalizzati e opzioni di trattamento in base alle vostre esigenze specifiche.

Si può prendere in considerazione la terapia di coppia o la terapia sessuale per affrontare le dinamiche relazionali o l'ansia che circondano le prestazioni sessuali.

Aderenza al trattamento
Segui il tuo piano di trattamento

Se ti vengono prescritti farmaci o ti vengono raccomandate terapie specifiche, rispetta il piano di trattamento. Controlli regolari con il tuo medico possono aiutarti a valutare i progressi e apportare le modifiche necessarie.

Siate aperti a provare diverse opzioni di trattamento se quelle iniziali non funzionano. La DE può spesso richiedere una combinazione di terapie per ottenere i risultati migliori.

Benessere emotivo
Gestire l'ansia e lo stress
Praticare tecniche di rilassamento come la consapevolezza, la meditazione, lo yoga o esercizi di respirazione profonda può aiutare ad alleviare l'ansia e lo stress, che possono contribuire alla DE.
Stabilisci aspettative realistiche per gli incontri sessuali e sii gentile con te stesso se le cose non vanno come previsto. Concentrati sull'intimità piuttosto che solo sulla performance.
Costruisci l'autostima

Impegnati in attività che accrescono la tua sicurezza e autostima. Questo potrebbe includere coltivare hobby, fare esercizio fisico o entrare in contatto con amici che ti supportano.
Evitate i discorsi interiori negativi. Ricordatevi che la DE è una condizione medica, non un riflesso del vostro valore o della vostra mascolinità.

Esplora l'intimità oltre la penetrazione
Riformulare l'intimità sessuale
Ridefinisci l'intimità esplorando attività sessuali non penetrative. Ciò può includere baci, toccamenti, sesso orale o altre forme di affetto fisico.
Concentratevi sull'intimità emotiva e fisica per rafforzare la vostra relazione. Anche impegnarsi in

comportamenti affettuosi non sessuali può favorire la vicinanza e la connessione.
Sperimentare approcci diversi

Prova nuove tecniche, posizioni o ambienti che potrebbero migliorare la tua esperienza sessuale. Mantenere una mente aperta può ridurre la pressione della performance e portare a momenti piacevoli.

Reti di supporto
Unisciti ai gruppi di supporto
Prendi in considerazione l'idea di unirti a gruppi di supporto per uomini che soffrono di DE. Condividere esperienze e strategie di adattamento con altri in situazioni simili può fornire sollievo emotivo e intuizioni.
I forum online e i gruppi di supporto locali possono metterti in contatto con persone che comprendono le sfide che si incontrano quando si convive con la DE.

Coinvolgi il tuo partner nel supporto
Incoraggia il tuo partner a informarsi sulla DE e sui suoi effetti. Questo può aiutarlo a comprendere la tua esperienza e a fornire ulteriore supporto emotivo.
Partecipate insieme ad attività che favoriscano l'intimità e il legame, come serate romantiche o hobby condivisi.

Concentrarsi sulla salute generale
Dare priorità alla salute fisica

Mantenere uno stile di vita sano mangiando in modo equilibrato, facendo regolarmente attività fisica e gestendo le condizioni di salute croniche (ad esempio diabete, malattie cardiache).
Evitare di fumare e limitare il consumo di alcol, poiché queste abitudini possono peggiorare la DE.

Controlli di routine

Fissate controlli regolari con il vostro medico per monitorare il vostro stato di salute generale e affrontare eventuali cambiamenti nelle vostre condizioni.
Un intervento tempestivo per altri problemi di salute può aiutare a gestire i potenziali fattori che contribuiscono alla DE.

Vivere con la disfunzione erettile può essere difficile, ma è gestibile con il giusto supporto, trattamento e mentalità. Informarsi sulla condizione, mantenere una comunicazione aperta con il partner e concentrarsi sul benessere emotivo sono componenti essenziali per affrontare la DE. Enfatizzare l'intimità, esplorare nuove forme di connessione e dare priorità alla salute generale può migliorare sia la salute sessuale che la qualità della vita. Ricorda, non sei solo in questo viaggio e cercare aiuto è un passo positivo verso la gestione efficace della tua condizione.

CAPITOLO 8

Domande frequenti sulla disfunzione erettile

La disfunzione erettile (DE) è una condizione comune e molte persone hanno domande sulle sue cause, sintomi, opzioni di trattamento e implicazioni sullo stile di vita. Ecco alcune domande frequenti sulla disfunzione erettile, insieme alle relative risposte.

Che cosa è la disfunzione erettile?

La disfunzione erettile è l'incapacità di raggiungere o mantenere un'erezione sufficiente per una prestazione sessuale soddisfacente. Può colpire uomini di tutte le età, ma è più comune negli adulti più anziani.

Quali sono le cause della disfunzione erettile?

La DE può essere causata da diversi fattori, tra cui:

Cause fisiche:
Malattie cardiovascolari
Diabete
Ipertensione
Obesità
Squilibri ormonali
Disturbi neurologici
Alcuni farmaci

Cause psicologiche:

Stress
Ansia
Depressione
Problemi relazionali

Fattori legati allo stile di vita:
Fumo
Consumo eccessivo di alcol
Stile di vita sedentario

La disfunzione erettile è una normale conseguenza dell'invecchiamento?
Sebbene l'invecchiamento possa aumentare il rischio di DE, non è considerato una parte normale dell'invecchiamento. Molti uomini anziani mantengono una sana funzione sessuale negli anni successivi. Fattori come le condizioni di salute e le scelte di stile di vita svolgono un ruolo significativo.

Come viene diagnosticata la disfunzione erettile?
La diagnosi in genere prevede:
Una revisione della storia clinica e dei sintomi.
Un esame fisico.
Esami del sangue per verificare eventuali problemi di salute sottostanti (ad esempio diabete, livelli ormonali).
Possibili studi di imaging o valutazioni psicologiche.

Quali sono le opzioni terapeutiche per la disfunzione erettile?

Le opzioni terapeutiche per la DE includono:
Cambiamenti nello stile di vita: controllo del peso, esercizio fisico e alimentazione sana.
Farmaci: farmaci orali come gli inibitori della PDE5 (ad esempio, Viagra, Cialis).
Psicoterapia: consulenza o terapia per fattori psicologici.
Dispositivi per l'erezione a vuoto: dispositivi che creano un vuoto per stimolare l'erezione.
Impianti penieni: opzioni chirurgiche per i casi gravi.
Terapia ormonale: per gli uomini con bassi livelli di testosterone.

Esistono rimedi naturali per la disfunzione erettile?

Alcuni rimedi naturali possono aiutare a migliorare la funzione erettile, tra cui:
Cambiamenti nello stile di vita (dieta ed esercizio fisico).
Integratori a base di erbe (ad esempio ginseng, L-arginina), anche se i risultati variano.
Agopuntura, che secondo alcuni studi potrebbe avere effetti benefici.
Per garantire sicurezza ed efficacia è essenziale consultare un medico prima di provare qualsiasi rimedio naturale.

È possibile prevenire la disfunzione erettile?

Sebbene non tutti i casi di DE possano essere prevenuti, molti possono essere gestiti o evitati attraverso scelte di vita sane, come:

Seguire una dieta equilibrata.
Attività fisica regolare.
Mantenere un peso sano.
Evitare il tabacco e l'eccesso di alcol.
Gestire lo stress e la salute mentale.

Cosa devo fare se soffro di disfunzione erettile?

Se soffri di DE, prendi in considerazione i seguenti passaggi:

Consultare un professionista sanitario: può aiutare a determinare la causa sottostante e consigliare le opzioni terapeutiche più appropriate.

Comunica con il tuo partner: le discussioni aperte possono aiutare a ridurre l'ansia e migliorare l'intimità.

Valuta i cambiamenti nello stile di vita: concentrati su uno stile di vita più sano che promuova il benessere generale.

La disfunzione erettile è il sintomo di un problema di salute più grave?

La DE può a volte essere un indicatore di problemi di salute sottostanti, in particolare problemi cardiovascolari o diabete. È essenziale consultare un professionista sanitario per una valutazione approfondita se si verifica la DE.

Il trattamento per la disfunzione erettile sarà efficace?

L'efficacia del trattamento varia da individuo a individuo e dipende dalle cause sottostanti della DE.

Molti uomini hanno successo con farmaci o altri trattamenti, ma alcuni potrebbero aver bisogno di una combinazione di approcci per risultati ottimali.

È sicuro assumere farmaci per la DE?

I farmaci per la DE sono generalmente sicuri per la maggior parte degli uomini, ma possono interagire con altri farmaci o esacerbare determinate condizioni di salute (ad esempio, malattie cardiache). Consultare sempre un medico prima di iniziare qualsiasi farmaco.

La disfunzione erettile può influire sulla mia salute mentale?

Sì, la DE può portare a sentimenti di ansia, depressione e bassa autostima. È essenziale affrontare qualsiasi problema emotivo o psicologico insieme al trattamento fisico per un approccio olistico alla gestione della DE.

La disfunzione erettile è una condizione comune ma gestibile. Comprendendone le cause, le opzioni di trattamento e l'importanza della comunicazione, gli individui possono adottare misure per migliorare la propria salute sessuale e il benessere generale. Se hai dubbi sulla DE, non esitare a contattare un professionista sanitario per supporto e guida.

CAPITOLO 9
Conclusione

La disfunzione erettile (DE) è una condizione multiforme che colpisce molti uomini in diverse fasi della vita, spesso con un impatto non solo sulla salute fisica ma anche sul benessere emotivo e sulle relazioni. Comprendere le complessità della DE, le sue cause, i sintomi e le varie opzioni di trattamento, è fondamentale per coloro che cercano una gestione e delle soluzioni efficaci.

Sebbene la condizione possa derivare da fattori fisici, psicologici o di stile di vita, la buona notizia è che esistono numerose vie di trattamento, che vanno dalle modifiche dello stile di vita e dai farmaci alle terapie avanzate e alle opzioni chirurgiche. Una comunicazione aperta con gli operatori sanitari e i partner è essenziale, favorendo un ambiente di supporto che può alleviare l'ansia e migliorare l'intimità.

Dando priorità alla salute generale, tramite alimentazione equilibrata, esercizio fisico regolare e gestione dello stress, gli uomini possono ridurre il rischio di sviluppare DE. Inoltre, cercare aiuto professionale per problemi psicologici e mantenere una relazione sana con i propri partner può migliorare ulteriormente la funzione sessuale e la qualità della vita.

In sintesi, sebbene la disfunzione erettile possa essere un'esperienza impegnativa, è importante ricordare che sono disponibili trattamenti efficaci. Con il giusto supporto, istruzione e misure proattive, molti uomini possono gestire con successo questa condizione e godere di una vita sessuale appagante e appagante.

Speranza e direzioni future per il trattamento

Mentre la ricerca continua ad avanzare nel campo della salute sessuale, c'è una rinnovata speranza per gli uomini che soffrono di disfunzione erettile (DE). Nuove opzioni di trattamento e approcci innovativi sono all'orizzonte, offrendo potenziali soluzioni che potrebbero migliorare significativamente i risultati per molti individui. Ecco alcune direzioni future per il trattamento della DE e cosa potrebbero riservare ai pazienti:

Progressi nella medicina rigenerativa
Terapia con cellule staminali:

La ricerca in corso sulla terapia con cellule staminali mira a riparare o rigenerare i tessuti danneggiati nel pene. Utilizzando le cellule staminali per promuovere la guarigione, questo approccio potrebbe ripristinare la funzione erettile negli uomini con danni vascolari o nervosi sottostanti.
Studi futuri potrebbero fornire risultati più definitivi, aprendo la strada a questa terapia affinché diventi un'opzione praticabile.

Terapia con plasma ricco di piastrine (PRP):
Man mano che la comprensione dei meccanismi del PRP migliora, potrebbe diventare un trattamento più ampiamente accettato. Studi continui potrebbero perfezionare la tecnica e identificare protocolli ottimali per migliorare l'efficacia.

Sviluppo di farmaci innovativi
Nuovi farmaci:
Sono in corso ricerche per sviluppare nuovi farmaci che colpiscano diversi percorsi coinvolti nel processo di erezione. Ciò potrebbe includere nuove classi di farmaci con efficacia migliorata e minori effetti collaterali.
Si stanno studiando farmaci che agiscono migliorando il flusso sanguigno o modificando le risposte ormonali per ampliare le opzioni a disposizione dei pazienti.

Terapie combinate:
I trattamenti futuri potrebbero avvalersi sempre più di una combinazione di farmaci nuovi ed esistenti per affrontare la natura multifattoriale della DE, offrendo soluzioni personalizzate che rispondano alle esigenze individuali.

Supporto psicologico migliorato
Approcci Integrati:
Un crescente riconoscimento delle componenti psicologiche della DE sta guidando lo sviluppo di

approcci di trattamento integrati. Combinare trattamenti medici con consulenza psicologica può fornire una soluzione olistica.

Le terapie future potrebbero incorporare interventi comportamentali e risorse educative per affrontare in modo più efficace sia gli aspetti fisici che quelli emotivi della DE.

Servizi di telemedicina:

L'ascesa della telemedicina ha reso più facile per le persone cercare supporto psicologico e consulenza senza lo stigma spesso associato alle visite di persona. Un maggiore accesso ai professionisti della salute mentale può migliorare i risultati complessivi del trattamento.

Medicina personalizzata
Test genetici:

I progressi nella ricerca genetica potrebbero consentire piani di trattamento personalizzati basati sulla predisposizione genetica di un individuo alla DE. La comprensione dei fattori genetici potrebbe portare a terapie più efficaci e mirate.

Identificazione dei biomarcatori:

L'identificazione di biomarcatori correlati alla DE potrebbe facilitare la diagnosi e l'intervento più precoci, consentendo strategie di trattamento più personalizzate, adattate al profilo unico di ogni paziente.

Innovazioni tecnologiche

Dispositivi intelligenti:
Lo sviluppo di tecnologie indossabili e dispositivi intelligenti che monitorano la funzione erettile e la salute generale potrebbe fornire dati preziosi per aiutare a gestire la DE. Questi dispositivi potrebbero anche offrire feedback in tempo reale agli individui e ai loro operatori sanitari.
Terapie avanzate con onde d'urto:

La ricerca su terapie con onde d'urto più sofisticate potrebbe aumentare la loro efficacia nel promuovere il flusso sanguigno e la rigenerazione dei tessuti. Tecniche migliorate potrebbero rendere queste terapie più accessibili e ampiamente utilizzate nella pratica clinica.

Iniziative di istruzione e sensibilizzazione
Campagne di sanità pubblica:
Aumentare la consapevolezza sulla DE e sulla sua curabilità attraverso campagne di sanità pubblica può contribuire a ridurre lo stigma e incoraggiare le persone a cercare aiuto al più presto.

Risorse didattiche:
Fornire risorse educative complete ai pazienti, agli operatori sanitari e al pubblico in generale favorirà una migliore comprensione della DE, delle sue cause e delle opzioni di trattamento.

Il futuro del trattamento della disfunzione erettile è molto promettente, con progressi in medicina, tecnologia e supporto psicologico che aprono la strada a soluzioni più efficaci. Mentre i ricercatori continuano a esplorare terapie innovative e approcci personalizzati, le persone che soffrono di DE possono aspettarsi una gamma di opzioni che possono aiutarle a recuperare la loro salute sessuale e la qualità della vita complessiva.

Con una maggiore consapevolezza, una riduzione dello stigma e un migliore accesso alle cure, la speranza è che più uomini cerchino aiuto per questa condizione comune, ottenendo in ultima analisi risultati migliori e un maggiore benessere.